Dr CHABANNES

LA CURE DE VALS

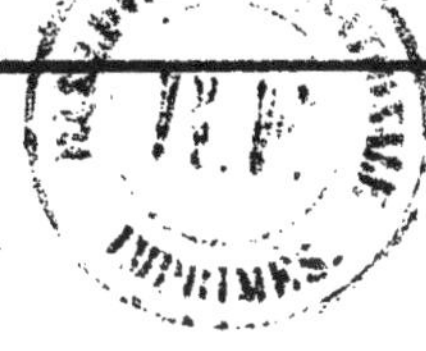

2ᵉ Édition 1910

La Cure de Vals

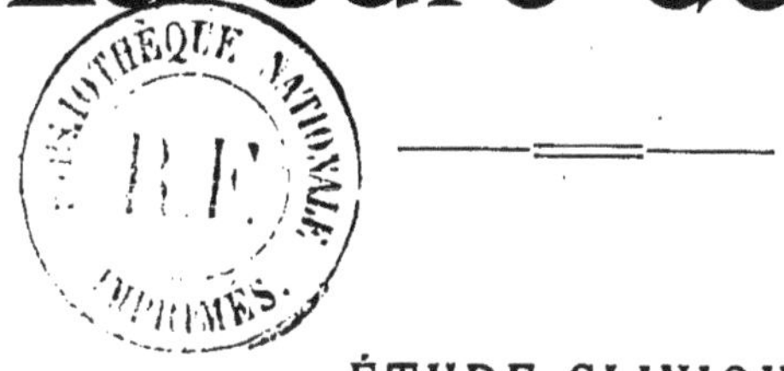

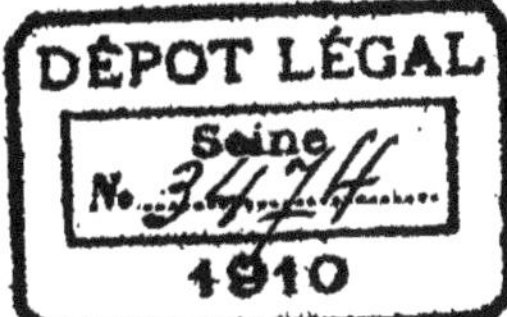

ÉTUDE CLINIQUE

PAR

le DOCTEUR CHABANNES

ANCIEN INTERNE DES HOPITAUX DE LYON

MEMBRE CORRESPONDANT
DE LA SOCIÉTÉ DES SCIENCES MÉDICALES DE LYON
ET DE LA SOCIÉTÉ D'HYDROLOGIE MÉDICALE
DE PARIS

MÉDECIN-CONSULTANT

DEUXIÈME ÉDITION

Revue et Mise à Jour

PARIS

LIBRAIRIE PUEL DE LOBEL

53, RUE LAFAYETTE, 53

1910

AVANT=PROPOS

DE LA PREMIÈRE ÉDITION

J'ai voulu dans ce travail faire exclusivement œuvre de médecin.

C'est surtout au point de vue des ressources qu'elle offre pour le traitement d'un grand nombre de maladies chroniques, que notre Station est insuffisamment connue ; et j'estime que l'étude des indications de la cure de Vals, constitue un chapitre de Thérapeutique, d'une utilité au moins aussi grande que beaucoup d'autres, plus classiques et plus appréciés.

Je me suis inspiré de mes observations personnelles, auxquelles une pratique de dix années apporte déjà quelque valeur ; j'ai puisé aussi, bien largement, dans les documents, les travaux et les études si nombreuses et si substantielles que mon père, véritable créateur médical de la Station de Vals, a consacrés à nos eaux.

J'avais toujours espéré, comme il l'espérait aussi, qu'il pourrait commenter lui-même, développer encore et achever ainsi son œuvre si importante. Je me berçais de l'espoir de lui servir en quelque sorte de secrétaire pour ce travail de synthèse, qui devait être le résumé de ses quarante années de pratique près la Station de Vals.

La mort cruelle est venue mettre à néant ces espérances et ces projets ; et j'ai dû, tout seul, mais pénétré de son enseignement et de ses idées, et avec le sentiment que je remplissais ainsi un devoir pieux, entreprendre ce travail où, à chaque instant, je rencontre son souvenir, et je dirai même, son image.

Je prie mes confrères de prendre en considération ces circonstances, dont je suis la première et douloureuse victime, et de m'accorder toute leur indulgence.

Vals-les-Bains, Mai 1898.

PRÉFACE

DE LA DEUXIÈME ÉDITION

Depuis la publication de la première édition de ce travail, onze années se sont écoulées, pendant lesquelles il m'a été donné d'augmenter encore le nombre et le champ de mes observations sur le traitement par les Eaux de Vals, des maladies de la nutrition et des affections chroniques de l'estomac, du foie et des intestins, considérées tant comme maladies organiques spécialisées, que comme résultant de l'action sur ces organes de la diathèse arthritique, de l'uricémie.

Bien que peu enclin par tempérament à l'enthousiasme, et encore moins à la crédulité, quand il s'agit d'apprécier l'action d'un remède ou d'une médication quelle qu'elle soit, je peux cependant dire que le maniement judicieux des ressources hydriques de la Station de Vals, m'a donné, dans la grande majorité des cas, les satisfactions les plus réelles, en améliorant et en guérissant même souvent des malades, auprès desquels les efforts thérapeutiques les plus divers et les plus opiniâtres avaient échoué antérieurement.

C'est que les Eaux de Vals, par la fixité et la variété de leurs éléments constitutifs, sont des médicaments de premier ordre, dont, même avant toute expérience, il serait possible de présumer la souplesse et la puissance.

On n'a pas encore, il est vrai, procédé à l'étude si délicate des propriétés radio-actives et de l'ionisation de nos eaux ; mais quels que soient les résultats ultérieurs des recherches qui se poursuivent, elles ne pourront qu'expliquer mieux encore le mécanisme de l'action déjà et depuis longtemps connue de l'eau de Vals.

Cette courte étude est une œuvre exclusivement médicale et clinique, destinée à montrer au médecin, très sincèrement et très simplement, quelles sont les indications de nos eaux.

Comme le vrai mérite, Vals a été modeste. Il n'a pas eu pour se faire connaître, les concours si nécessaires à notre époque, d'une publicité intensive et bruyante ; peut-être aussi s'est-il laissé aller à trop compter sur son exceptionnelle valeur et sur une réputation plusieurs fois séculaire, qui lui paraissait indestructible.

Et c'est ainsi parfois que les meilleures choses se déprécient, par l'oubli et l'indifférence où elles tombent, bien souvent par leur propre faute.

Mais Vals va enfin sortir de cette somnolence où il s'est trop longtemps complu ; il a l'ambition de reprendre dans l'ensemble des richesses hydrologiques de la France, le rang particulièrement honorable qui lui revient, et d'où, *sans grand effort de sa part*, nous l'espérons, il ne déchoira plus.

Vals-les-Bains, Mai 1910.

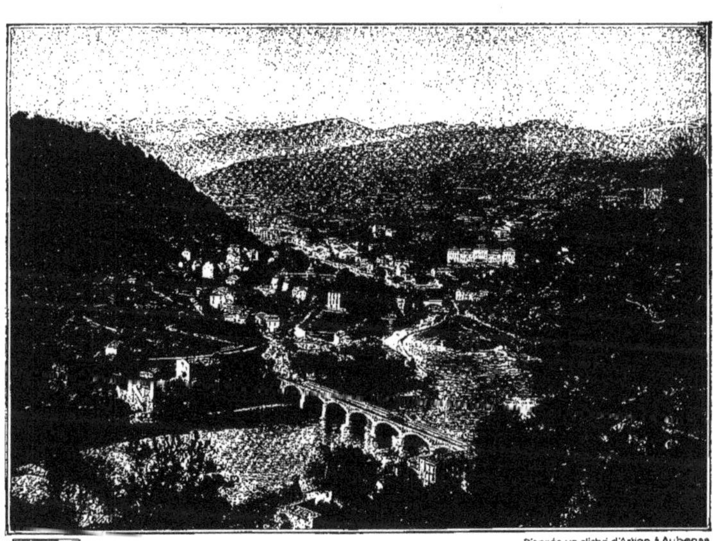

VALS-LES-BAINS – VUE GÉNÉRALE

GÉNÉRALITÉS

La ville et station thermale de *Vals-les-Bains*
(4000 h.), département de l'Ardèche, arrondissement
de Privas, à 250 mètres d'altitude, occupe une
vallée formée par des ramifications peu élevées des
Cévennes, et traversée du Nord au Sud par un torrent
important, la Volane, qui va se réunir à la rivière d'Ardèche, à quelques centaines de mètres de la Station.

Abrité au nord par des contreforts de la grande
chaîne des Cévennes, qui présentent des altitudes de
1000 à 1200 mètres, Vals doit à cette situation un
climat calme, sans vent, et d'une douceur remarquable. Distant d'une vingtaine de kilomètres seulement des hauts plateaux Cévenols, où la neige
séjourne 7 ou 8 mois de l'année, Vals se trouve d'un
autre côté, à la limite septentrionale de la zône des
oliviers, et son climat se ressent de cette situation
intermédiaire entre les régions froides du Plateau
central (Lozère, Cantal, Haute-Loire) et les plaines
du Gard, de Vaucluse, et de la basse vallée du
Rhône.

Nous devons à l'obligeance de M. H. Vaschalde, ancien directeur de l'Établissement thermal, correspondant du Bureau central météorologique de France, les chiffres suivants. Ils expriment la *température moyenne* des cinq mois de saison, au cours des douze dernières années :

Mai	+ 15°c.
Juin.....................	+ 20°c.
Juillet	+ 2ℓ°c.
Août	+ 21°c.
Septembre..............	+ 17°c.

Sauf pendant quelques jours caniculaires de juillet et août, la température extrême n'atteint pas 30°, et il y a toujours un refroidissement vespéral et nocturne des plus sensibles et des plus bienfaisants.

Les meilleurs mois pour effectuer la cure sont sans conteste ceux de juin et de septembre.

Les *pluies* pendant la période estivale sont rares. C'est plutôt par orages et ondées que par périodes prolongées que se font les chutes d'eau ; et elles n'amènent aucun inconvénient, car la nature du terrain et sa déclivité font disparaître rapidement toute trace d'humidité.

Au point de vue *géologique*, Vals se trouve situé en plein granit, au pied de nombreux cratères volcaniques. Le terrain y est formé par un gneiss ou granit schisteux ancien, tantôt traversé, tantôt recouvert par une bande quartzeuse et feldspathique très irrégulière.

En un point, cette roche feldspathique présente des propriétés particulières. Elle renferme en grande proportion du mispickel (minerai de fer sulfuré, uni à une certaine proportion d'arsenic.)

C'est de ce rocher qu'émerge la *Source Dominique*, à composition spéciale, dont nous aurons à nous occuper au cours de ce travail.

C'est au moyen de forages verticaux exécutés à des profondeurs variables (de 10 m. à 50 m., 60 m. et plus), dans la roche granitique, qu'on fait jaillir l'eau minérale à la surface du sol ; on la recueille le plus souvent à son point même d'émergence, avec toutes ses propriétés physiques, chimiques et dynamiques, *bien vivante*, en un mot (Landouzy, A. Robin).

La Station de Vals proprement dite ne date guère que de 45 ans. Mais les sources, les fontaines, ont une *histoire plusieurs fois séculaire* : la Dominique, découverte en 1602, la Marquise, la Marie, sont les plus anciennes. Leur réputation s'étendait déjà dans tout le royaume, témoin ce passage de *Mme de Sévigné* : « L'un va à Vals parce qu'il est à Paris, « l'autre à Forges, parce qu'il est à Vals ; tant il est « vrai que jusqu'à ces pauvres fontaines, nul n'est « prophète en son pays. »

Un passage de la *Grande Encyclopédie du XVIIe siècle* établit encore qu'il était d'usage chez les Parisiens d'aller boire les eaux de Vals et de les faire transporter à Paris.

En 1610, *Claude Expilly, président du Parlement de Grenoble*, envoyé à Vals par les médecins du Dauphiné, y guérit la maladie de la pierre, dont il était atteint, et exprime en des strophes lyriques sa reconnaissance aux Nymphes de Vals.

Des publications médicales nombreuses, dont les premières en date sont : 1657, *Ant. Fabre* ; et *Serrier Trophime, d'Arles*, 1673, ont établi la *clinique de Vals*, faite d'innombrables observations d'affections chroniques traitées et guéries dans la Station, parmi lesquelles occupent toujours le premier rang : les calculs du foie et des reins d'abord, puis les affections des voies digestives.

Nous aurions encore à parler des agréments de Vals, considéré comme centre d'excursions dans les régions si intéressantes qui l'avoisinent ; de ses parcs plus étendus que ceux de la plupart des grandes Stations ; mais cet ouvrage doit rester exclusivement médical, et on s'adressera plus utilement pour tous ces renseignements au *Syndicat d'initiative de Vals et du Vivarais,* dont le siège est à Vals.

CLASSIFICATION

DES

SOURCES MINÉRALES

L'**Eau de Vals** est une eau minérale *froide, alcaline, gazeuse*.

Dans la diversité de ses éléments constitutifs, dont quelques-uns très intéressants, comme nous allons le dire, *le bicarbonate de soude* domine à tel point, qu'on la range dans le groupe *des bicarbonatées sodiques,* dont, avec l'eau de Vichy, elle peut être considérée comme le type.

La caractéristique des Eaux de Vals, ce qui leur donne leur individualité bien spéciale, c'est *la graduation de leurs éléments salins.*

Les sources y sont nombreuses ; on peut cependant toutes les grouper sous deux catégories :

MINÉRALISATION *FAIBLE ;*

— *FORTE.*

Dans cette dernière catégorie, Vals possède des sources, dont la teneur en bicarbonate de soude atteint 8 à 9 grammes par litre (Sources *Magdeleine* et *Alexandre*).

Ces minéralisations, on le remarquera, sont extrêmement élevées, et dépassent très sensiblement celles des eaux bicarbonatées sodiques réputées les plus fortes, tant en France qu'à l'étranger.

Le tableau ci-contre indique les analyses de quelques sources qui peuvent être données comme types dans chacune de ces deux catégories.

Des expériences récentes exécutées par M. Bonjean, chef du laboratoire du Ministère de l'Intérieur, membre du Conseil Supérieur d'hygiène publique de France, ont démontré la *pureté bactériologique absolue* de ces eaux. Cette qualité éminente est due, à n'en pas douter, outre les soins tout spéciaux apportés à l'embouteillage (1), à la présence en quantité si considérable de l'acide carbonique libre.

Des analyses récentes aussi, confirmant d'anciens résultats, ont décelé dans certaines sources des proportions très importantes de *Carbonate de lithine.*

Il existe des traces de ce sel dans la plupart des sources alcalines de Vals ; mais voici trois sources où la proportion en est telle, qu'elles rivalisent avec les sources les plus fortement lithinées connues :

Source Souveraine. Bicarbonate de lithine. $0^{gr}035$ par litre.
  —   Constantine.   — $0^{gr}031$ —
  —   Alexandre.   — $0^{gr}032$ —

Cette teneur si importante en sel soluble de lithine explique, à notre avis, les résultats remarquables et si constants obtenus dans le traitement à Vals, des manifestations uricémiques (gravelle rénale et goutte).

---

(1) L'embouteillage des eaux de Vals (Saint-Jean, Marie et Précieuse) est tout à fait aseptique : les eaux servant au rinçage des bouteilles, et qui proviennent d'une source située dans la colline du Lautaret étant, par surcroît de précaution, stérilisées au moyen des rayons ultra-violets.

GAMME DE MINÉRALISATION

DES

SOURCES BICARBONATÉES SODIQUES DE VALS

Minéralisation faible { Type Source **Vals Saint-Jean.**
— — **Vals Marie.**
— *forte* — — **Vals Précieuse.**

Éléments principaux par litre	Minéralisation faible		Minéralisation forte
	gr mil.	gr. mil.	gr. mil.
Bicarbonate de soude	1 135	1 886	5 500
— de potasse	0 054	0 008	0 218
— de chaux	0 193	»	0 035
— de magnésie	0 061	0 023	0 122
— ferreux	0 012	0 003	0 006
Sulfate de chaux	0 049	0 029	0 075
Chlorure de sodium	0 039	»	0 067
Silice	0 038	0 073	0 078
Alumine	0 001	0 003	0 001
Bicarbonate de lithine	traces	»	traces
TOTAL des éléments fixes	1 ^{gr} 582	2 ^{gr} 025	6 ^{gr} 102
Acide carbonique libre	2 ^{gr} 117	2 ^{gr} 308	1 ^{gr} 942

SOURCES FERRO-ARSENICALES

A côté de ce groupe des eaux bicarbonatées sodiques qui forment véritablement la spécialité de Vals, il se trouve un autre type très différent d'eaux minérales, à savoir les *eaux arsenicales ferrugineuses*.

Ce groupe renferme seulement deux sources : la *Saint-Louis* et la *Dominique,* dont voici l'analyse :

SOURCE DOMINIQUE

		gr. mil.
Arseniate ferreux.	par litre	o 00235
Bicarbonate de soude.	—	o 07263
— de magnésie	—	o 00350
— ferreux	—	o 02442
— de manganèse.	—	o 00063
Sulfate de chaux	—	o 24342
— de strontiane	—	o 00223
— de magnésie.	—	o 06174
Chlorure de sodium.	—	o 00975
Silice.	—	o o3o
Alumine	—	traces

On nous saura gré de faire remarquer que, comme teneur en arsenic, la *Dominique* arrive au deuxième rang, immédiatement après la Bourboule, dans la classification des principales sources arsenicales de France, ainsi qu'il résulte du tableau suivant :

Noms des Sources	Teneur par litre en arseniate de soude ou de fer	
La Bourboule	o gr. o15	milligrammes.
Vals-Dominique.	o gr. oo2	—
Le Mont-Dore.	o gr. oo1	—
Saint-Nectaire.	o gr. oo1	—
Plombières.	o gr. ooo2	dimilligrammes.

Les sources émergent toutes d'un sol schisteux ancien, parcouru dans tous les sens, par des filons feldspatiques quartzeux. Coulant au pied des volcans du Plateau central, dans le voisinage immédiat d'autres cratères volcaniques nombreux et importants, l'eau de Vals représente de façon éminente ce produit de la distillation des roches centrales de la terre, suivant la très vraisemblable hypothèse du Pr Armand Gautier « véritable remède vivant, plein de potentiel, vibrant et actif » (Dr Landouzy), que nulle synthèse ne peut reproduire, parce que nulle analyse n'a pu pénétrer encore tous les mystérieux éléments de sa constitution.

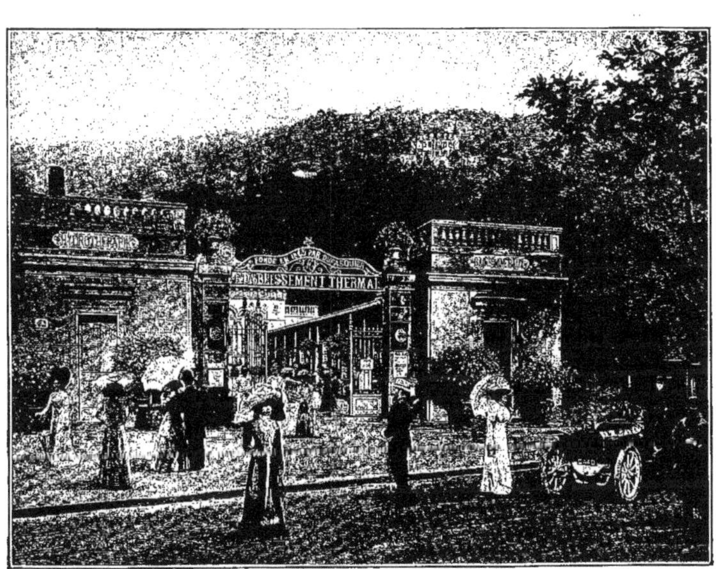

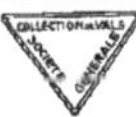

D'après un cliché d'Artige à Aubenas

LES BAINS DE VALS

« PROPRIETE DE LA SOCIETE GENERALE DES EAUX DE VALS »

LE BAIN DE VALS

On prend à Vals deux sortes de bains spéciaux, le *Bain alcalin gazeux*, et le *Bain de Saint-Louis, ferro-arsenical*.

Le *Bain alcalin gazeux*, sauf ordonnance spéciale du médecin, se compose d'un tiers d'eau minérale et deux tiers d'eau douce de source. L'eau minérale est fournie par la source Alexandre, qui jaillit dans l'établissement thermal lui-même, l'eau douce par une source spéciale à cet usage.

La source Alexandre contient 8 grammes de bicarbonate de soude et 34 milligrammes de lithine par litre, et en plus une quantité considérable d'acide carbonique libre.

Ce bain alcalin constitue un adjuvant très utile et très actif de la médication interne. En plus, il accélère les échanges nutritifs qui se font au niveau de la surface cutanée, en impressionnant les terminaisons nerveuses par son gaz acide carbonique.

L'action de ce bain alcalin, bain de Vals proprement dit, est nettement excitante, et il faut tenir grand compte, en le prescrivant, de certaines idiosyncrasies névropathiques, qui le contr'indiquent.

Le *bain arsenico-ferrugineux*, ou *Bain de Saint-Louis*, ou *Bain Rouge* est constitué par des boues de la source de ce nom (sels terreux), tenues en suspension dans l'eau du bain. Cette source, de composition identique à celle de la Dominique, est remarquable par sa proportion d'arseniate de fer et l'abondance de ses dépôts alcalino-ferreux.

Ce bain, essentiellement tonique et sédatif, rend les plus grands services chez les nerveux anémiés, chez les vieillards, chez les artério-scléreux où la douche est contr'indiquée.

Inhalations d'acide carbonique
Installations hydrothérapiques

Alimentées par le gaz de la source jaillissante Alexandre, ces inhalations rendent des services appréciables, chez les malades qui, venus à Vals pour soigner leur tube digestif ou leur diabète, ou leur gravelle, souffrent en même temps d'un état inflammatoire des voies aériennes supérieures. L'action analgésiante bien établie de l'acide carbonique, trouve dans ces cas légers le plus souvent, ses meilleures indications (Rhinites, pharyngolaryngites diverses).

Mêmes applications aussi pour les *gargarismes*, qui se pratiquent avec de l'eau thermalisée de la *Source Rigolette* (7 gr. 50 de bicarbonate de soude par litre).

Enfin, nous aurons à parler en son temps, de l'emploi de l'eau minérale en *lavages intestinaux*, dans le traitement de l'entérite. Des cabines spécialement affectées à cet usage, ont été aménagées au *Grand Etablissement thermal*.

A côté de ces médications pour ainsi dire spécifiques, fonctionne une installation complète de douches générales, froides et chaudes, avec massages et appareils variés qui répondent à tous les besoins.

PARTIE CLINIQUE

MALADIES DE LA NUTRITION

Pidoux insistait autrefois avec une grande hauteur de vue sur les « cures préventives des maladies chroniques ». Reprenant la vieille idée des récorporations, que l'antiquité avait déconsidérée par des pratiques irrationnelles, Pidoux disait : « Il doit « exister des moyens de convertir les organismes « touchés par l'hérédité, de créer des tempéraments, « de modifier ces dispositions organiques, encore « compatibles avec la santé, qui ne sont que la fleur « des maladies chroniques, dont les fruits, mûris par « le temps, se développeront dans l'âge adulte et « empoisonneront la vieillesse, s'ils laissent l'homme « franchir l'âge de retour. »

Un maître de la science biologique, M. Albert

Robin, pose dans ces termes l'indication capitale de
la cure minérale :

« L'emploi des eaux minérales est un des plus sûrs
« moyens de produire ces modifications lentes et
« constitutionnelles, qui doivent aboutir à une
« inversion du type nutritif de l'individu. »

Au milieu du scepticisme thérapeutique contem-
porain, concernant cette vieille médication, elle reste
vraie et solide, appuyée sur la clinique et l'observation. C'est pour ce motif que la cure hydro-minérale, considérée comme médication constitutionnelle,
survivra à tous les changements du caprice et de
la mode.

Quel est le mécanisme de cette modification profonde et durable, imprimée à l'organisme par une
cure thermale ?

Ici, il faut l'avouer, nous entrons dans le champ des
hypothèses. De l'observation clinique, riche en faits
et en conclusions certaines, si nous passons à l'expé-
rimentation, la question s'obscurcit. L'analyse élémentaire des urines et du sang, telle que nous savons
la pratiquer, l'étude des modifications des autres
grandes fonctions physiologiques, sous l'influence
d'un traitement hydro-minéral, donnent des résultats
divers, d'où il est très difficile de tirer encore des
lois générales.

Et il n'y a pas lieu de s'étonner de cette mobilité,
de cette diversité des résultats. En effet, la base, le
point de départ des recherches sont encore eux-
mêmes mobiles et instables.

L'histoire des diathèses se défait et se refait constamment.

L'arthritisme, par exemple, cette étiquette qui s'ap-
plique à un ensemble d'états morbides très nombreux,
très divers, il est vrai, mais ayant tous un lien de
parenté qui n'échappe pas au clinicien, subit un véri-

table démembrement, dû sans doute à la diversité des résultats fournis par les analyses de la nutrition chez les malades dits arthritiques.

Comment opter entre le ralentissement de la nutrition (Bouchard) ou bradytrophie de Landouzy, la névrose vaso-motrice et trophique de quelques auteurs (Hanot, Cazalis), la perturbation des grands centres moteurs (Dyce, Duckworth), l'hépatisme de Glénard, l'intoxication d'origine alimentaire de Maurel et Pascault? Et voici que la tuberculose réclame aussi sa voix au chapitre, avec Auclair, Léon Bernard, Manquat et Poncet surtout, pour qui l'athritisme ne serait qu'une forme de tuberculose inflammatoire.

Il y a une part de vérité dans toutes ces hypothèses. On peut même dire qu'elles sont toutes vraies, à condition de ne pas les considérer comme exclusives.

A notre avis, la cause la plus fréquente et la plus puissante est l'intoxication d'origine alimentaire. (Toxogénie gastrique de Bouchard.)

Ces causes diverses donnent naissance à des états divers aussi : goutte, rhumatisme, obésité, lithiases, migraines, dyspepsies diverses, dermatoses, etc., et enfin à l'artério-sclérose, aboutissant terminal de toutes ces modalités pathologiques.

Il était nécessaire de rappeler succinctement ces considérations de pathologie générale avant de préciser les indications spéciales de la cure de Vals.

L'arthritisme en effet est le substratum commun à l'immense majorité des affections tributaires de Vals, et nous retrouverons à chaque pas, dans les chapitres suivants, la notion de l'auto-intoxication chronique, d'origine surtout alimentaire, combattue dans ses causes et dans ses effets par les agents thérapeutiques dont nous disposons.

Diabète

De l'histoire si documentée de cette affection, des doctrines si diverses qui se partagent sa pathogénie, il résulte incontestablement que le diabète sucré n'est pas à proprement parler une maladie ; c'est un syndrôme qui, suivant son origine, peut, non seulement au point de vue de la pathologie générale, mais aussi, au point de vue de la clinique, présenter des différences essentielles.

Notre diabète favori, à nous hydropathes, celui pour lequel nous pouvons offrir un traitement particulièrement sérieux et efficace, c'est le *diabète arthritique,* de beaucoup du reste le plus fréquent.

Nous ne voulons pas insister sur l'histoire pathologique de cet état morbide. Chez ces malades, on relève des antécédents rhumatismaux, graveleux... parfois des alternances de la glycosurie avec des coliques néphrétiques ou hépatiques, de l'asthme, des dermatoses, etc., qui fixeront bien vite le médecin sur la nature d'un tel diabète, sur son pronostic relativement bénin, et en même temps sur le traitement à lui opposer.

Nous tenons, en passant, à signaler ici l'illégitimité de la synonymie ordinairement admise entre le diabète gras et le diabète arthritique.

S'il est très généralement vrai que le diabète gras est de nature arthritique, il s'en faut cependant que tout diabète arthritique soit toujours un diabète gras. L'amaigrissement dans le diabète arthritique est très fréquent. Aussi n'entendons-nous nullement limiter au diabète gras, le domaine du diabète justiciable de la cure de Vals.

Or c'est peut-être pour le traitement de cette maladie que Vals est le plus fécond en ressources et remplit le mieux les indications du traitement hydrominéral.

A l'action très profondément modificatrice des alcalines fortes (Sources *Précieuse* et *Alexandre*), peut s'ajouter en effet, pour le plus grand bien du malade, celle de la médication arsenicale, représentée par la *Source Dominique.*

En combinant l'usage de ces sources, on arrive à modérer considérablement la production du glycose, ou à en accélérer la combustion, et aussi à remonter l'organisme, le plus souvent si débilité du diabétique.

Comment se comporte la glycosurie pendant la cure de Vals ?

On constate assez généralement des résultats remarquables : en peu de temps, le sucre tombera à zéro et restera des semaines et des mois souvent sans reparaître, ou bien il baissera tellement, qu'en tenant compte de l'amélioration de l'état général, le malade pourra se considérer comme guéri.

Il ne faut pas en effet mesurer au seul abaissement du taux du sucre excrété, les services rendus par la cure hydrominérale. « Dans certains cas même, cette « cure a rendu service au malade, alors même qu'il « en est revenu plus glycosurique qu'avant. Car le « paradoxe de Cl. Bernard, qu'il faut être bien por- « tant pour être diabétique, renferme une part de « vérité. Un cachectique devenu aglycosurique, et « qui redevient glycosurique après une cure ther- « male, est plus résistant vis-à-vis de certaines com- « plications. » (R. Lépine, *Le Diabète sucré*, 1909.)

Voilà bien l'enseignement clinique qui se dégage de l'observation des très nombreux diabétiques fréquentant notre Station, et qui, malgré la persistance de leur glycosurie, viennent pendant toute leur vie renouveler chaque année à la *Dominique* et à la *Précieuse*, une provision de forces de résistance que nulle autre médication ne leur procure au même degré.

Goutte

Nous n'avons en vue dans ce chapitre que le *goutteux confirmé*. Un grand nombre des malades qui fréquentent Vals, sont en effet des *candidats à la goutte*, mais nous les retrouverons ultérieurement sous des noms divers : dyspeptiques, graveleux etc.

L'efficacité des eaux alcalines dans le traitement de la goutte floride est proclamée par la presque unanimité des médecins. Il est en thérapeutique, ce terrain classique des fluctuations et du scepticisme, peu de notions aussi bien établies que la croyance aux bons effets de ces eaux contre la goutte. Par contre, leur mode d'action est encore fort mal déterminé.

Il semble que la majorité des auteurs français (Hayem, A. Robin, A. Mathieu) ait actuellement une certaine tendance à considérer les eaux alcalines comme diminuant la quantité d'urée éliminée par les urines, comme abaissant en règle générale le taux des échanges azotés.

Quoiqu'il en soit de ces théories, l'efficacité des eaux alcalines dans le traitement de la goutte n'est pas contestable.

Elles sont particulièrement utiles aux goutteux à tempérament sanguin, doués d'un bon appétit, qui fabriquent une quantité élevée d'urée et d'acide urique.

Vals est l'instrument alcalin par excellence, en raison de la graduation des éléments minéraux de ses sources, et aussi de la présence en quantité si notable de carbonate de lithine, dans certaines d'entre elles.

Les sources à minéralisation faible, telles que la *Saint-Jean* et la *Marie*, permettent de réaliser à Vals, dans des conditions parfaites, la *cure de lavage* ou *cure de polyurie*. Grâce au gaz acide carbonique qu'elles renferment, elles sont agréables au goût, d'une digestibilité parfaite, et l'estomac ne se laisse pas rebuter par l'ingestion d'assez grandes quantités.

Les sources à minéralisation forte (*Précieuse, Alexandre*, très chargée en lithine : o gr. 034 par litre), conviendront surtout aux goutteux obèses, fortement azoturiques et aux hyperchlorhydriques, qui verront en même temps se modifier favorablement leurs troubles digestifs, satellites si fréquents des manifestations articulaires.

Obésité

Les obèses sont souvent des arthritiques, quelque fois même des goutteux avérés, et les indications seront pour eux les mêmes que pour les candidats à la goutte et les goutteux confirmés.

L'expérience séculaire a confirmé ces vues et les alcalins tiennent, depuis fort longtemps, une place très importante dans le traitement de l'obésité.

Nous ne répéterons pas à son sujet ce que nous venons de dire plus haut et plus en détail, sur le traitement de la goutte par les eaux de Vals.

En un mot, les eaux de Vals seront conseillées aux obèses arthritiques, dont les urines contiennent beaucoup d'urée et d'acide urique, surtout quand elles sont fortement acides.

La cure alcaline ne convient pas aux obèses à tendances manifestes au lymphatisme et à l'anémie.

Nous devons signaler ici l'action du Bain de Vals, alcalin gazeux. C'est un agent médicamenteux d'une grande puissance, à condition d'en faire un usage suffisamment prolongé, et il entre pour une large part dans les résultats heureux que donne souvent la cure de l'obésité à Vals.

MALADIES DU TUBE DIGESTIF

GÉNÉRALITÉS

Les eaux de Vals agissent ici suivant un double mécanisme.

Très souvent en effet, les affections dont nous allons nous occuper, sont la manifestation d'un état général qui n'est autre que la diathèse arthritique, et nous retrouvons dans ce cas le mode d'action de nos eaux que nous venons d'envisager au chapitre précédent.

Mais il est incontestable aussi que par leur composition élémentaire, leur gaz, leur température, nos eaux ont une action *topique* et *directe* sur les organes de la digestion.

Donc, *action générale* et *action locale*. Quoi qu'il en soit du reste du mécanisme de cette action, les trois quarts des personnes qui fréquentent la station de Vals, sont des malades de la digestion gastrique ou intestinale, rendant ainsi témoignage de l'efficacité toute spéciale de nos eaux, dans ces cas.

Il n'est pas d'état pathologique plus variable suivant l'individu, plus fuyant, plus inconstant que celui qui dépend d'un fonctionnement anormal des organes de la digestion. Aussi, en présence d'une telle multiplicité de symptômes, d'une si grande diversité dans les manifestations d'une même cause, est-on obligé de créer des types un peu artificiels, dans lesquels chaque malade peut toujours trouver quelque particularité lui appartenant, sans que pour cela, ce type soit en entier le sien.

Il est utile cependant de faire des divisions, d'assembler ces symptômes, dont la réunion fréquente constitue bien ce qu'on est convenu d'appeler une maladie.

Nous voudrions fixer autant que possible l'action des eaux de Vals, dans ces divers états; mais ici encore, nous retrouvons la même diversité, la même variété dans les résultats obtenus, correspondant à la diversité des réactions du malade vis-à-vis de la médication.

Rien, en effet, n'est trompeur et irrégulier comme la réceptivité des organismes, pour les mêmes doses d'eau minérale de la même source, pour un traitement identique, en un mot, appliqué à des cas pathologiques identiques en apparence. C'est en face de ces contradictions thérapeutiques que s'exerce efficacement la sagacité du médecin, et que réussit celui qui sait interpréter le mieux les sensations accusées par le malade.

MALADIES DE L'ESTOMAC

Dyspepsie simple, nerveuse ou nervo-motrice

Il s'agit d'un état dyspeptique très commun, dont les symptômes sont comparables à ceux que l'on décrit parfois encore sous le nom de *dyspepsie flatulente;* cet état procède exclusivement d'un trouble fonctionnel de l'innervation de l'estomac. Elle est une manifestation très ordinaire de la neurasthénie. MM. Buckart et Ewald ont même proposé de l'appeler *neurasthénie gastrique,* ou *dyspepsie neurasthénique.*

Cette affection est le plus souvent *bénigne,* sans retentissement bien appréciable sur la nutrition générale du malade; mais il y a aussi la forme *grave,* qui en impose souvent et longtemps pour une affection organique, néoplasique ou autre, et amène chez le sujet qui en est atteint, des troubles profonds et durables.

A cet état d'essence neurasthénique, il y a lieu certainement et avant tout d'opposer le traitement général : psycho-hydrothérapie, avec le repos, le régime, etc.

Est-ce suffisant? Et le médecin, en envoyant le dyspeptique à la montagne en été, dans le midi en hiver, a-t-il suffisamment fait pour soulager et même guérir son malade ?

Nous ne le croyons pas, et sans contester aucunement l'importance de ces conditions hygiéniques générales, il est certain que c'est à la cure hydro-minérale que le dyspeptique devra sa guérison, le reste n'étant qu'un adjuvant très précieux, très utile, mais secondaire.

Entrons maintenant dans quelques détails, destinés à guider le médecin dans le choix des indications de la cure de Vals, pour le traitement de la dyspepsie.

A ce point de vue, les deux éléments les plus importants d'appréciation pour le médecin, sont :

1° la douleur ; 2° l'état des fonctions intestinales.

Chez les malades qui ne font que « sentir leur estomac » pendant la digestion, sans avoir de douleurs vives, sans souffrir véritablement ; chez ceux dont les fonctions intestinales ne sont que très légèrement troublées, l'ingestion de deux ou trois demi-verres, le matin et le soir, d'une eau à minéralisation faible (*Saint-Jean, Marie*), mais fortement gazeuse, produit très vite un résultat excellent. Il s'agit d'en assurer la durée, et on y arrive en augmentant progressivement, soit la quantité d'eau prescrite, soit plutôt le degré de la minéralisation. Il faut, dans ces cas, n'user qu'avec réserve et pendant très peu de jours, des eaux fortes (*Précieuse*). On arrive ainsi à améliorer le malade, non seulement pendant la durée de son séjour ici, mais pour plusieurs mois ensuite, comme si cette cure de vingt jours avait suffi à donner à l'organisme tout entier, une orientation meilleure et plus normale.

Il est rare qu'il ne se produise pas vers le dixième jour, ce phénomène bien connu des médecins hydrologues : la *poussée thermale,* qui se caractérise à Vals par la diarrhée, de l'énervement, de l'insomnie, de l'inappétence. Suivant la plus ou moins grande intensité de ces petits accidents, le médecin aura à conseiller, soit la continuation du traitement, soit sa suspension momentanée.

Au total, la cure s'effectuera sans accidents, je dirai même, sans incidents notables.

Bien plus délicate est la conduite du traitement, quand on se trouve en présence d'un malade à « digestion franchement douloureuse », ou chez lequel le trouble des fonctions intestinales se manifeste par une « constipation ou une diarrhée invétérées ».

Le médecin doit alors procéder avec une extrême prudence, avec une grande légèreté de touche, tâter soigneusement le terrain et varier souvent le mode d'administration des sources. C'est dans ces cas que des doses très fractionnées d'eaux fortement minéralisées (*Précieuse*), amènent une sédation marquée des douleurs épigastriques et irradiées, alors que des eaux faibles (*Saint-Jean, Marie*), prises en plus grande quantité les exaspèrent parfois.

Le plus souvent, au bout de quelques jours, les douleurs s'apaisent; elles diminuent d'intensité et de fréquence, et l'on peut entrevoir la guérison, quand les fonctions intestinales ont repris en partie leur régularité.

C'est là, en effet, la pierre de touche d'une guérison durable, comme le savent bien les médecins.

Hyperchlorhydrie. — Hypersécrétion permanente. — Syndrôme de Reichmann

Le cadre de ce travail ne nous permet pas d'entrer dans les considérations pourtant si intéressantes auxquelles donne lieu l'étude de l'étiologie et de la pathogénie de cette affection.

Qu'on la considère comme une *névrose* (Bouveret, A. Mathieu, Debove, Alb. Robin) ou comme une *gastrite hyperpeptique* (Hayem), ou bien mieux encore, qu'on se range à une théorie mixte (hypertrophie des éléments secrétoires, consécutive à l'hypersécrétion d'origine nerveuse, Alb. Robin), nous devons simplement ici poser les indications et faire connaître les résultats de la cure de Vals, dans le traitement de ces symptômes bien connus du médecin, et qui présentent une réelle individualité, caractérisée essentiellement *par un accès plus ou moins douloureux, survenant chez le malade, deux ou trois heures après le repas et calmé lui-même par l'ingestion d'un aliment ou d'un nouveau repas.*

A ce degré là, l'hyperchlorhydrie est très vite et très heureusement modifiée par la cure de Vals. Nous en avons un grand nombre d'observations.

Assez généralement dans ces cas, il nous est arrivé d'observer une certaine exaspération des douleurs gastralgiques, par l'usage des eaux faibles. Les trop petites doses de bicarbonate de soude, insuffisantes à neutraliser l'hyperacidité du milieu stomacal, jouent au contraire un rôle excitant de la sécrétion, nuisible dans ce cas. Il est important de choisir des eaux fortement chargées en acide carbonique libre (telles que *Saint-Jean* et *Marie*), pour utiliser l'action anesthésiante de ce gaz sur la muqueuse.

Ce sont les eaux à minéralisation forte (*Précieuse*), qui constituent la base du traitement, pourvu qu'elles soient fractionnées convenablement et prises à des heures et à des intervalles dont la détermination n'est pas indifférente, et reste à indiquer soigneusement par le médecin.

Nous avons eu à traiter ici (en petit nombre, une douzaine de cas en tout), des malades atteints *d'hypersécrétion permanente*, ou *syndrôme de Reichmann.*

Nous avons eu des insuccès, et rien de surprenant à ce résultat négatif, si l'on se rapporte aux statistiques de Soupault et Alb. Mathieu, établissant la très grande fréquence de l'ulcère juxtà-pilorique dans ces cas.

Cependant, dans huit cas d'*hypersécrétion permanente grave*, nous avons obtenu des résultats très heureux.

Ce n'est pas sans appréhension tout d'abord que chez ces malades amaigris, presque cachectisés, présentant parfois des vomissements extrêmement copieux, avec un estomac descendu jusqu'au pubis, ce n'est pas sans appréhension, disons-nous, que le médecin prescrit l'absorption d'une quantité d'eau relativement élevée, et dont le premier effet, en venant s'ajouter au liquide constamment sécrété, semble devoir être une distension de plus en plus grande de l'estomac.

Il n'en est rien cependant, et nous revoyons tous les ans, trois ou quatre malades qui, absolument guéris depuis leur seconde cure, digèrent bien et ne présentent plus qu'une dilatation à peine appréciable de l'estomac.

D'autres, que nous n'avons pas suivis aussi long-temps, ont pu, pendant leur séjour à Vals, digérer des pâtes, de la viande, sans souffrir, alors que depuis des années, ils ne toléraient que de petites quantités de lait.

Gastralgie

Le plus grand nombre des gastralgiques sont des hyperchlorhydriques, et nous n'aurons que peu de choses à dire sur la *gastralgie essentielle ;* cette affection existe cependant en dehors de l'acidité exagérée de la sécrétion stomacale.

Les accès douloureux se montrent alors sans relations bien définies avec l'heure des repas, le matin entièrement à jeun, par exemple, et ces manifestations sont le plus souvent sous l'influence d'un état général neurasthénique ou hystérique.

En dehors de ces cas, nous voyons souvent à Vals des gastralgies symptômatiques de la goutte, de l'impaludisme et de la chlorose.

Le plus souvent, l'eau de la *Saint-Jean* ou de la *Marie,* prise lentement, par quarts de verre, coupée parfois avec du lait ou du sirop, triomphe de cette hyperesthésie de l'estomac, et le médecin, après ce premier pansement (si je puis dire) de la muqueuse, peut s'attaquer à la cause même du mal. C'est alors que la *Dominique,* arsenicale et très ferrugineuse peut rendre les plus utiles services chez les paludéens ou les chlorotiques, qui présentent si facilement ces troubles névralgiques de l'estomac.

Gastrite chronique, Catarrhe gastrique

L'histoire de cette affection a singulièrement varié dans l'histoire de la médecine, et elle varie encore de nos jours, suivant les doctrines et les systèmes.

Il semble aujourd'hui que le domaine de la gastrite, comme entité morbide, se rétrécisse, tandis que s'élargit celui des affections fonctionnelles, des troubles de la motilité, de la sensibilité et de la sécrétion.

La gastrite ou catarrhe chronique de l'estomac se caractérise surtout par la diminution de la sécrétion acide et l'augmentation au contraire de la sécrétion muqueuse; on voit ainsi tout de suite, ce qui la différencie de l'hyperchlorhydrie et de l'hypersécrétion permanente.

Les causes que l'on retrouve neuf fois sur dix dans la gastrite chronique, sont d'abord: l'abus des alcools sous toutes leurs formes, l'habitude de la bonne chère. Notre clientèle des départements du Midi, où le commerce des vins est si important, fournit un très fort contingent de gastrités; et nous avons eu souvent à constater combien les *dégustateurs* étaient particulièrement sujets à cette affection. Le dégustateur cependant est assez généralement sobre; en dehors des nécessités professionnelles, il ne commet pas d'excès de boissons ou de table, et c'est bien l'acte lui-même si fréquemment répété de la dégustation qui est en cause.

L'abus du café ou du thé, surtout quand ces boissons sont prises à jeun, l'usage excessif du tabac, de la cigarette principalement, sont des facteurs importants de la gastrite.

Il n'est pas rare de rencontrer aussi des gastrites médicamenteuses, si je puis m'exprimer ainsi, qui reconnaissent pour cause les remèdes en nombre infini, les vins toniques et les purgatifs principalement, qui constituent trop fréquemment la thérapeutique des gastropathes.

Signalons enfin l'opinion défendue par M. Coutaret, de Roanne, dans son ouvrage : *Dyspepsie et catarrhe gastrique.* Pour cet auteur, la gastrite ou catarrhe muqueux serait toujours sous la dépendance de la diathèse rhumatoïdale (rhumatisme vague).

La gastrite, sans présenter de symptômes vraiment caractéristiques, constitue cependant un type clinique assez différencié.

L'appétit, conservé au début, ne tarde pas à diminuer, et l'on connaît cette inappétence presque absolue des buveurs invétérés, qui ne peuvent plus voir le pain ou la viande, et se nourrissent d'un peu de lait et de quelques potages.

Le goût est ordinairement altéré; l'haleine forte, presque fétide, la langue recouverte d'un enduit muqueux. Sensation de plénitude et de poids à l'épigastre, sans douleur proprement dite. État vertigineux, nausées n'arrivant pas jusqu'au vomissement, pyrosis, régurgitations brûlantes, sont des signes presque constants.

Ces mêmes phénomènes se reproduisent pendant la digestion du repas du soir, provoquent de l'insomnie, des cauchemars, et contribuent ainsi à amener chez le malade un état névropathique des plus pénibles.

Le vomissement matinal, la pituite, si fréquente chez les buveurs, est aussi un signe de catarrhe gastrique; le vomissement dans le courant de la journée est un phénomène qui n'appartient pas en propre au catarrhe gastrique proprement dit.

La marche du catarrhe est tout à fait chronique et sa durée très longue. On le voit souvent s'installer progressivement chez un malade, par poussées successives et intermittentes d'embarras gastriques, quelquefois fébriles, survenant sans causes bien précises, tout au plus un écart de régime, une émotion morale trop vive, etc...

C'est dans ces cas, alors que l'alcoolisme ou la bonne chère ne sauraient être incriminés, que le médecin voit nettement agir l'influence de l'arthritisme héréditaire, dont il est toujours possible de retrouver d'autres stigmates.

A sa période curable, avant, par conséquent, que les lésions anatomiques ne soient devenues trop invétérées et trop profondes, le catarrhe gastrique est très heureusement modifié par la cure de Vals.

Quand la gastrite se complique de rétention, avec dilatation considérable, il est bon de recourir aux lavages de l'estomac par les eaux alcalines fortes (*Précieuse* ou *Alexandre*). Ces eaux, en dissolvant le mucus qui tapisse en excès les parois stomacales, permettent au suc gastrique d'exercer au mieux son action digestive sur le bol alimentaire.

Dans les cas ordinaires, l'usage des eaux *Saint-*

Jean et *Marie*, en boisson, suffit pour amener une stimulation très utile de la sécrétion chlorhydropeptique et de la motilité.

L'action de l'eau de Vals dans la gastrite ou catarrhe gastrique peut donc se résumer ainsi : 1º détersion chimique du mucus qui encombre les parois gastriques ; 2º stimulation des fonctions motrices et sécrétoires de l'estomac.

Dilatation de l'Estomac

Nous avons eu bien des fois à nous occuper dans les chapitres précédents, des troubles de la motilité de l'estomac, et nous en avons constaté l'importance presque prépondérante dans la nosologie gastrique.

Lorsque ces troubles prennent une importance telle que les autres, ceux de la sensibilité et de la sécrétion en soient relégués à un plan secondaire, on se trouve en présence d'un type d'affection stomacale que M. Bouchard surtout a vulgarisé, et qui est connu sous le nom de *Dilatation de l'estomac*.

Tout estomac qui ne se rétracte pas quand il se vide, est un estomac dilaté (Bouchard), et M. Debove complète cette définition, en disant : *ce qui caractérise surtout la dilatation vraie, c'est que l'estomac ne soit pas complètement vide le matin à jeun, alors que s'est écoulé entre deux repas, l'intervalle le plus long.*

Il n'entre pas dans notre plan de faire ici la description symptomatique de l'ectasie gastrique, ni de redire tous les méfaits qu'on lui a attribués.

De cette maladie, plus que de tout autre, on peut dire qu'elle a été une maladie à la mode et trop souvent on a jugé de la dilatation de l'estomac par ses dimensions. Mais un *grand estomac* n'est pas forcément un *estomac dilaté* (A. Mathieu), et en réalité ce qui importe le plus, c'est la rapidité plus ou moins grande de l'évacuation du contenu.

En réalité, le nombre des dilatations primitives se restreint de plus en plus. La dilatation est le plus souvent secondaire, elle n'est qu'un symptôme, et c'est l'affection causale qui donne au complexus clinique dont elle fait partie, son caractère tranché, spécifique. Il faudrait donc étudier la dilatation dans les diverses affections de l'estomac..., nous ne pourrions le faire sans nous répéter.

Quoiqu'il en soit, la dilatation ne saurait effrayer le médecin de Vals. La conception si logique en apparence du régime sec a fait entièrement faillite, et nous voyons chaque année ici, des dyspeptiques dilatés retrouver la santé et les bonnes digestions en absorbant dans l'intervalle des repas des doses fractionnées, mais souvent répétées, de *Saint-Jean* ou de *Marie*.

Nous avons assez souvent l'occasion de rassurer les malades qui appréhendent l'ingestion d'autant d'eau gazeuse, en leur disant que l'estomac n'est point un sac en caoutchouc ordinaire et qu'il ne faut pas par conséquent le traiter de la même façon.

MALADIES DE L'INTESTIN

Plus que jamais dans ce travail, conçu surtout à un point de vue thérapeutique spécial, nous sentons la difficulté de séparer nettement l'étude de la pathologie de l'estomac, de celle de l'intestin.

Il est cependant des états, où la dyspepsie est surtout caractérisée par des symptômes intestinaux; nous allons envisager ces cas, et voir l'action du traitement de Vals.

Diarrhée

Nous n'avons en vue ici que les diarrhées fonctionnelles, sans lésions proprement dites de l'intestin.

La diarrhée est, dans ces cas, le plus souvent, un phénomène de dyspepsie gastro-intestinale; elle reconnaît des causes sensiblement les mêmes que celles de la dyspepsie nerveuse; comme cette dernière, elle relève du neuro-arthritisme. Il serait le plus souvent embarrassant de trouver la raison d'être de cette modalité de la dyspepsie; on rencontre assez fréquemment cependant, dans l'histoire de ces malades, un accident aigu ou une prédisposition congénitale, qui ont fait de l'intestin un point faible dans l'économie.

Il ne faut alors administrer les eaux qu'avec de grands ménagements, sous peine de voir s'augmenter le nombre des selles, et d'être très vite contraint de renoncer au traitement.

Nous avons souvent l'occasion d'observer à Vals, une forme un peu spéciale de diarrhée.

Voici en quoi elle consiste :

Le matin, de très bonne heure, avant même le lever, à trois ou quatre heures, surviennent plusieurs selles aqueuses, pressantes, avec tranchées peu douloureuses, et se succédant à demi-heure ou trois quarts d'heure d'intervalle.

Puis, une fois la dernière selle émise, il ne se reproduit pas de nouveau besoin jusqu'au lendemain à la même heure. L'état général, l'appétit, la digestion stomacale elle-même restent satisfaisants; à peine le malade ressent-il un peu de faiblesse.

Ces accidents extrêmement tenaces et rebelles à tout traitement, accompagnent parfois l'hyperchlorhydrie et l'hypersécrétion permanente, et sont dus à l'introduction brusque dans l'intestin, d'un chyme imparfaitement élaboré.

Mais ce n'est pas là, tant s'en faut, le mécanisme de cette forme de diarrhée, dans tous les cas.

Nous avons trouvé chez plusieurs de ces malades, un point sensible, douloureux même, correspondant à la région de la vésicule biliaire, sans que celle-ci cependant soit tuméfiée. La palpation du foie n'indique pas non plus une augmentation du volume de l'organe, et nous serions pourtant assez disposé à attribuer ce vice de la seconde digestion à un trouble fonctionnel d'origine nerveuse de la glande hépatique, à une hypersécrétion biliaire, analogue à l'hypersécrétion chlorhydrique de l'estomac.

Quoiqu'il en soit, ces malades se trouvent bien du traitement alcalin de Vals (2 demi-verres de Précieuse à jeun le matin, et autant l'après-midi entre 5 et 6 heures) et de l'hydrothérapie.

La suppression du vin rouge nous paraît indispensable dans ces cas.

Constipation

Il ne sera question ici que de la constipation habituelle, que l'on peut qualifier de *constipation par dyspepsie.*

Dans ce cas, la constipation provient de l'élaboration imparfaite du bol alimentaire, d'abord, et aussi de l'insuffisance qualitative ou quantitative des sucs intestinaux. Mais il existe encore dans la genèse de la constipation, un élément moteur de la plus haute importance, soit l'atonie du muscle intestinal, soit au contraire, la contraction spasmodique de ce même muscle.

Nous avons souvent à Vals la satisfaction d'être réellement utile au constipé, et cela, en régularisant ses fonctions digestives. Nos succès seraient encore bien plus fréquents, si une foule d'autres causes constipantes ne venaient s'ajouter à la dyspepsie ordinaire : régime alimentaire, négligence invétérée des femmes surtout, pour la régularité de la fonction, sédentarité, abus des laxatifs, purgatifs, lavements, etc....

Le résultat heureux de la cure de Vals dans la constipation ne se produit pas généralement avant le huitième ou dixième jour. A ce moment survient une petite crise diarrhéique qui est le signal de la détente intestinale ; les selles deviennent plus molles et plus régulières, et parallèlement s'améliorent tous les symptômes pénibles que la constipation entraîne avec elle.

La source *Désirée*, analogue par sa composition à la source Précieuse, mais qui contient une proportion plus importante de carbonate de magnésie, prise le matin à jeun, à assez forte dose (250 grammes), convient à beaucoup de constipés.

Les entéroclyses d'eau légèrement minéralisée (*Marie*) ou au contraire, dans d'autres cas, d'eau très fortement minéralisée (*source Alexandre*) jouent un rôle important dans la cure, en réveillant la tonicité musculaire de l'intestin, comme les eaux prises par la bouche excitent et réveillent celle de l'estomac.

Entérites

Les seules entérites proprement dites, c'est-à-dire avec ulcérations de la muqueuse et altérations plus ou moins profondes des tuniques de l'intestin, qui soient justiciables de la cure de Vals, sont les suivantes :

1º Dysenterie chronique ordinaire ;
2º Dysenterie des pays chauds ;
3º Entérite muco-membraneuse.

Il faut, dans tous ces cas, pour entreprendre la cure, que la période aiguë du mal soit tout à fait passée.

Le traitement consiste en doses très fractionnées de *Saint-Jean* ou de *Marie*, associées à la *Dominique*. Cette dernière source est utile surtout dans les diarrhées chroniques des pays chauds, qui se compliquent le plus souvent de manifestations paludéennes.

Les grands bains arsenicaux de Saint-Louis, par leur action tonique et sédative sont expressément indiqués dans ce cas.

Dans l'*entérite muco-membraneuse*, la cure de Vals rend des services en combattant la constipation, en régularisant les selles. Les grands lavements de Marie d'abord, d'Alexandre ensuite, le massage intestinal, pratiqué méthodiquement et avec prudence, l'hydrothérapie générale, sous forme de bains ou de douches, sont, à notre avis, les facteurs les plus importants du traitement.

L'entérite muco-membraneuse, en effet, est une affection locale, symptômatique le plus souvent du neuro-arthritisme qui la tient sous sa dépendance. Ce sont les manifestations de la névrose, caractérisée en général par un état d'éréthisme excessif, que le médecin doit combattre; c'est, en tous cas, sur ce point que son action a le plus de chances de s'exercer avec efficacité.

Nous dirons ici quelques mots de l'*entérite chronique infantile* et des résultats si satisfaisants que l'on obtient, dans son traitement, de l'usage de la source *Marie*.

Il s'agit le plus souvent dans ce cas d'un enfant qui a souffert plus ou moins récemment d'une entérite aigüe, et qui a conservé des troubles digestifs divers caractérisés par des alternatives de diarrhée et de constipation, de la lientérie, des selles dysentériformes, des vomissements, de l'inappétence, un état saburral de la langue.

La source *Marie*, administrée à doses très fractionnées (40 grammes) modifie très vite ces états si inquiétants. Mais même à ces doses si minimes, il faut encore surveiller de très près le traitement, l'interrompre parfois, supprimer de temps en temps toute alimentation, pour pratiquer de nouveau la diète hydrique absolue.

Les entéroclyses de source *Alexandre* dédoublée, à la dose de un demi-litre, achèvent la désinfection de l'intestin et lui rendent sa tonicité, et les bains ferro-arsenicaux de Saint-Louis par leur action tonique et sédative répondent aux indications générales qui se posent habituellement dans ces états.

MALADIES DU FOIE

GÉNÉRALITÉS

Les alcalins dominent, on le sait, toute la thérapeutique des maladies du foie. Ils stimulent toutes ses fonctions si importantes et si nombreuses.

E. Dufourt, dans des expériences récentes, a montré que le foie des animaux traités par le bicarbonate de soude était plus riche en glycogène. Or, la quantité du glycogène est comme le critérium des fonctions hépatiques, en même temps qu'un régulateur du taux de la nutrition générale.

Enfin, il a toujours été de notoriété médicale, que les eaux thermales alcalines, de préférence les bicarbonatées sodiques, sont un des plus puissants agents dont on dispose dans le traitement des maladies chroniques du foie.

La cure de Vals peut revendiquer un rang des plus honorables dans cette catégorie de ressources thérapeutiques; nous aurons au chapitre de la lithiase biliaire principalement, l'occasion d'en fournir la preuve. « Il est incontestable que les eaux de Vals ont pour le foie une spécialité évidente », écrivait mon père dans son *Traité des Eaux Minérales de Vals;* et malgré la concurrence de rivales puissantes, la clinique de Vals abonde en exemples de maladies du foie, traitées et guéries par l'usage de nos eaux.

Nous sommes même convaincu que, en dehors de toute affection précise du foie, une grande partie des succès obtenus à Vals dans les dyspepsies de toute nature, dans le diabète, la goutte, etc. ., sont dus principalement à l'action excitante de nos eaux sur les fonctions hépatiques.

Dans toutes ces différentes affections, en effet, on rencontre à chaque instant des symptômes de l'insuffisance de ces fonctions.

Dans le travail de la digestion par exemple, outre l'émulsion des graisses, le foie est chargé encore d'assurer l'antisepsie intestinale, par l'action de la bile, et aussi la combustion des toxines en si grand nombre qui prennent naissance dans l'intestin.

Par sa fonction glycogénique, le foie commande toute la pathologie du diabète.

Et enfin, dans le groupe des maladies caractérisées par la surproduction de l'acide urique, nous retrouvons encore l'indication de soutenir, d'exalter même l'activité hépatique. Plus qu'aucune médication artificielle en effet, le foie, en vertu de sa fonction uréogénique, est capable d'activer la combustion, de parfaire l'oxydation de l'acide urique, ce produit d'une combustion incomplète, ce témoin d'une nutrition ralentie.

Nous le répétons encore en terminant cet aperçu : notre conviction est que les eaux alcalines (Vichy et Vals), doivent une grande partie de leurs succès thérapeutiques à leur action spécifique reconnue sur le foie.

Ictère catarrhal, Ictère dyspeptique

Nous avons la satisfaction à Vals de voir s'éclaircir, dans un délai très court, le teint de ces malades, dont la dyspepsie s'accompagne de jaunisse plus ou moins foncée, parfois extrêmement tenace. Ce type clinique nous semble répondre à ce que les auteurs décrivent le plus souvent sous le nom d'*ictère catarrhal*. Que l'on admette on non (et elle est vraie dans quelques cas), la théorie de l'obstruction du cholédocque par un bouchon muqueux, il est certain que dans ce cas, on a toujours à lutter contre le premier degré de l'insuffisance hépatique, et c'est au rétablissement des fonctions du foie par la cure, qu'il faut attribuer la rapidité de la disparition de l'ictère, le rétablissement de l'appétit, la régularisation des selles et le retour d'urines abondantes.

Pour obtenir ces résultats, il suffit le plus souvent d'un délai très court, une quinzaine de jours. Pour se prémunir contre les rechutes si fréquentes, il faut prolonger cependant la durée du traitement, pour rendre en quelque sorte le foie plus robuste et plus résistant.

Lithiase biliaire, Coliques hépatiques

Si nous avions à répondre à la question suivante : « Parmi tous les malades qui viennent se soigner à « Vals, quels sont ceux qui peuvent compter sur le « meilleur et le plus durable résultat de leur cure? » nous dirions sans hésiter : ce sont les malades atteints de coliques hépatiques.

« Les eaux de Vals ont une action directe, princi-

« palement sur la maladie dont nous nous occupons. « (lithiase biliaire) », écrit mon père dans son *Traité des Eaux minérales de Vals*, en apportant à l'appui de cette affirmation, un grand nombre d'observations.

Dans une très intéressante monographie, le docteur V. Ollier apporte aussi le témoignage de sa longue expérience de nos eaux. On peut dire en résumé que, dans la grande majorité des cas, les graveleux hépatiques voient leurs crises s'éloigner considérablement après la cure, ne plus se produire qu'à des intervalles parfois extrêmement longs (10 et 15 ans), et même disparaître à tout jamais.

Le malade sera dirigé sur Vals une dizaine de jours au moins après la fin d'une colique, de préférence après la première atteinte ; les chances de succès de la cure seront en effet d'autant plus grandes que les crises auront été moins nombreuses et moins rapprochées.

Dans la lithiase biliaire, nous ne connaissons positivement pas de contre-indication à la cure de Vals. L'usage prolongé et à fortes doses de la *Précieuse* est presque toujours très bien supporté par le malade ; mais même dans les cas de coliques subintrantes, correspondant anatomiquement à la lithiase des canaux intrahépatiques, avec développement considérable et hyperesthésie extrême de l'organe, il est possible de commencer le traitement. Les eaux à minéralisation faible (*Saint-Jean, Marie*), permettent en effet de tâter la susceptibilité du malade, de graduer l'action excitante que l'on recherche, mais qu'il serait très dangereux de pousser trop vite et trop loin.

Nous avons eu l'occasion d'observer une malade de cette catégorie, rendant du gravier en abondance dans ses selles, avec un foie très douloureux. Elle avait tenté de faire plusieurs cures à Vichy ; mais le traitement amenait, dès le début (cinq ou six jours au plus), des crises d'une intensité telle qu'il ne pouvait plus être continué.

Ici, l'usage de nos eaux faibles n'amena qu'une réaction très supportable; il put être prolongé pendant un mois, et la malade qui nous a donné plusieurs fois de ses nouvelles dans la suite, se considérait comme guérie.

L'effet de la cure de Vals, chez les lithiasiques, doit être considéré à un double point de vue : *effet immédiat, effet lointain.*

Rarement, l'*effet immédiat* se traduit par une excitation douloureuse du foie : sentiment de tension à l'épigastre et dans le côté droit, douleurs lancinantes ou gravatives, tous symptômes d'une congestion de l'organe, pouvant aller jusqu'à l'accès de colique franche et complète.

Le plus souvent, au contraire, le malade qui arrive ici avec des signes de congestion hépatique, les voit s'amender; — s'il persiste un peu d'ictère, il disparaît, les digestions si fréquemment troublées se régularisent, la polyurie s'établit, et la cure s'achève dans un sentiment continu de bien-être, dont le malade était déshabitué.

L'*effet lointain* de la cure, nous l'avons dit plus haut, se caractérise par la diminution des crises, en fréquence et en intensité, et même par leur disparition complète. Il n'est pas rare cependant que quelques semaines après la fin du traitement, une crise de coliques se produise, ayant la signification d'une réaction du foie contre l'excitation qu'il a reçue ici.

Il faut recommander, du reste, au malade, de faire dans le courant de l'année, trois ou quatre cures à domicile, d'une quinzaine de jours au moins chacune, sous la forme suivante : absorber entre les repas et aux repas, un litre environ d'une source forte (nous n'avons jamais eu qu'à nous louer de la *Précieuse*) pendant quinze jours de suite, et cela trois ou quatre fois dans l'intervalle des deux saisons, d'une année à l'autre.

Nous conseillons la Précieuse qui, malgré sa forte minéralisation, est le plus souvent parfaitement tolérée, et semble tout spécialement efficace dans ces cas.

Nous sera-t-il permis, en présence de la quasi-spécificité de la cure de Vals dans cette maladie, de pénétrer un peu le mécanisme de cette action ?

Il est très généralement admis que la condition nécessaire de la formation des calculs est le catarrhe préalable des voies biliaires, angiocholite, cholécystite (*Catarrhe lithogène*, Gilbert, Meckel, G. Dupré...).

Il est non moins certain qu'il existe des rapports importants entre la dyspepsie chronique et la lithiase ; l'intermédiaire entre ces deux états, c'est la congestion du foie.

L'action de la cure de Vals s'exercera donc d'abord sur ces deux éléments pathologiques : c'est ce que nous pourrions appeler *l'action locale* sur l'épithélium biliaire et sur la congestion de la glande hépatique.

Mais à notre avis, il faut voir dans la lithiase biliaire, autre chose qu'un accident local, simple effet d'une hygiène défectueuse, ou d'une infection éberthienne, par exemple ; elle reste l'expression d'un état préalable de l'organisme, d'une modification héréditaire ou congénitale totius substantiæ, d'une *diathèse* (Hanot-Dieulafoy).

Cette conception pathogénique de la lithiase biliaire est singulièrement confirmée par l'étude des antécédents des malades qui en sont atteints: on y trouve très fréquemment le rhumatisme, le diabète, l'obésité, la goutte, la gravelle, etc... Ces manifestations morbides peuvent précéder la colique hépatique, lui succéder au contraire, alterner avec elle, constituant en réalité de véritables équivalents pathologiques, avec le fonds commun de l'arthritisme, de l'uricémie.

C'est à ce titre surtout que la lithiase biliaire est jnsticiable de la cure de Vals. *Son action est d'ordre général,* elle s'exerce en imprimant à l'organisme une direction normale, en modifiant profondément, en redressant le type vicié de la nutrition, dont la lithiase est incontestablement un symptôme.

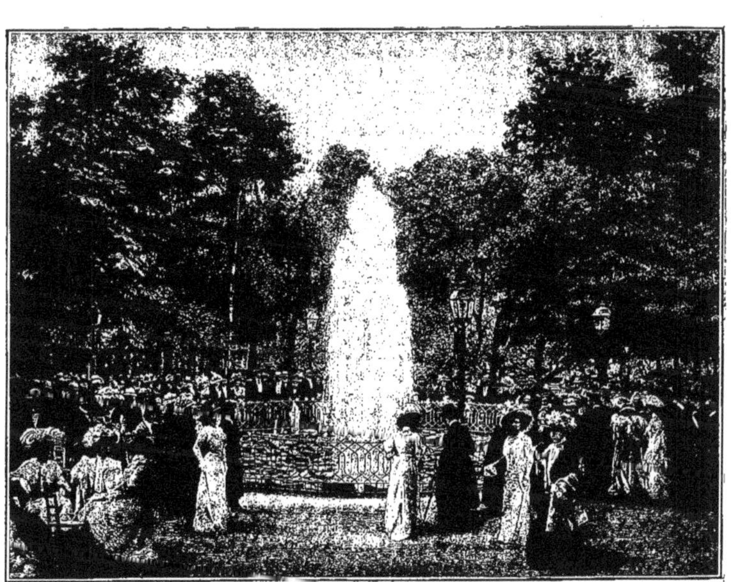
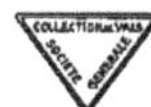

D'après un cliché d'Artige à Aubenas

VALS-LES-BAINS — LE GEYSER
PARC DE LA SOURCE PRECIEUSE

MALADIES DES REINS ET DE LA VESSIE

Gravelle urique, Lithiase rénale, Coliques néphrétiques

Les premières et très anciennes observations recueillies sur l'action thérapeutique des eaux de Vals, se rapportent précisément à la gravelle.

Le président au Parlement de Grenoble, Claude Expilly (1624) était un calculeux, opéré une fois de la pierre, et c'est aux sources Marie et Marquise qu'il dédia ses strophes enthousiastes.

C'est aussi aux calculs du rein que Serrier Trophime, médecin d'Arles, en 1673, fait allusion, quand il indique les propriétés expulsives de nos eaux.

Enfin, c'est constamment que, chez un grand nombre de nos malades, nous voyons, sous l'influence de quelques jours seulement de traitement, se produire dans les urines, de véritables décharges de sable rouge, constitué par de l'acide urique presque pur. Il ne s'agit là du reste pas d'une maladie, à proprement parler, mais seulement d'une prédisposition à un état plus sérieux qui se caractérise par la lithiase avec colique néphrétique.

La proportion considérable des graveleux que l'on relève dans la clientèle de Vals, est une preuve suffisante de l'efficacité de nos eaux. Ici encore, l'expérience clinique nous démontre que l'action de la cure est surtout antidiathésique, antiarthritique. Elle favorise l'élimination des calculs déjà formés, mais elle ne borne pas là ses effets, elle en empêche surtout la reproduction, atteignant ainsi la cause même du mal.

La composition chimique des calculs fournit-elle des indications spéciales?

Y a-t-il contre indication de la cure de Vals, pour certaines espèces de calculs?

Toutes les espèces de calculs, répondons-nous, sont justiciables des eaux de Vals, parce que toutes sont des manifestations de la diathèse arthritique. Le médecin doit cependant, dans la direction du traitement, tenir compte de la nature des calculs, en raison de certaines modalités cliniques, variables suivant leur composition.

Aux calculs uriques, à ceux plus rares *d'oxalate de chaux*, conviendra de préférence la *Précieuse*, fortement minéralisée; non pas tant, croyons nous, parce que les alcalins de ces eaux saturent l'acidité bien relative de ces calculs, mais plutôt, parce que dans cette sorte de gravelle, il n'y a généralement qu'un faible degré de catarrhe des voies urinaires.

Aux calculs de phosphate de chaux, phosphates ammoniaco-magnésiens, conviendra spécialement la *Marie* faiblement minéralisée. Cette eau exercera l'action calmante la plus efficace sur le catarrhe intense des voies urinaires qui accompagne le plus souvent ces calculs, tandis que la Précieuse, dans ce cas, serait mal supportée et risquerait d'augmenter encore les symptômes douloureux d'irritation vésicale.

Nous ne dirons qu'un mot des cystites qui reconnaissent d'autres causes que la calculose. Quand nous avons à traiter de tels malades, nous procédons avec la plus extrême prudence, pénétrés que nous sommes du premier des devoirs du médecin : *Primo non nocere.*

Albuminuries

Au Congrès de médecine interne de 1896, M. Tala-
mon pose ainsi la question des albuminuries et de
leur signification :

« En fait, et toute théorie mise de côté, la fré-
« quence de l'albuminurie est telle qu'il est impos-
« sible d'attacher à ce symptôme, aucune valeur
« pronostique propre ; cette valeur ne peut s'appuyer
« que sur les conditions extrinsèques qui provoquent,
« accompagnent, ou compliquent l'albuminurie, et
« c'est à ces conditions surtout qu'il faut demander
« les éléments d'appréciation qui serviront à en
« établir le pronostic immédiat ou éloigné. »

Quels sont les albuminuries qu'il faut considérer
comme justiciables de la cure de Vals ?

Nous éliminons les albuminuries brightiques, avec
néphrite confirmée, qu'il s'agisse du gros rein blanc,
ou du petit rein contracté, tel que le rein goutteux
à une période avancée ; l'albuminurie avec néphrite
des intoxications chroniques : saturnisme, alcoolisme,
syphilis.

Dans ces cas, nous considérons la cure de Vals,
non seulement comme inopportune, mais même
comme formellement contr'indiquée.

En dehors de ces albuminuries symptômatiques
d'une lésion profonde, nous améliorons ici l'albuminurie prégoutteuse, uricémique, qui revêt des formes
cliniques si variées (intermittente cyclique, Teissier
et Merley), orthostatique, etc....

*L'albuminurie dans le diabète ne contr'indique pas la
cure de Vals, en principe.* Hors les cas de néphrite
confirmée, qui sont plutôt rares, on sait en effet que

ce symptôme, au cours du diabète, n'a pas la signification grave des autres albuminuries; on voit l'al-
bumine alterner parfois avec le glycose, et elle est
seulement, tout comme la glycosurie, le résultat
d'une perversion, d'un trouble plus ou moins profond
de la fonction hépatique.

MÉDICATION FERRO=ARSENICALE

Nous en avons fini avec les principales indications de la cure de Vals proprement dite. Les deux maladies dont nous allons maintenant nous occuper sont plus spécialement tributaires de la médication ferro-arsénicale, représentée dans notre Station par les sources *Dominique* et *Saint-Louis* [*o gr. oo2 d'arseniate ferreux par litre*].

Dans son *Traité des eaux minérales de Vals;* antérieurement, dans ses *Etudes sur la source Dominique* (Lyon, 1862), dans d'autres publications ultérieures sur la Station, mon père, avec un grand nombre d'observations à l'appui, a fait l'histoire thérapeutique de cette source, et en a précisé les indications dans la *chloro-anémie* et dans l'*impaludisme chronique*.

Nous allons conserver cette division et, très brièvement, résumer en quelques lignes les résultats de notre observation clinique dans ces deux cas.

Chloro-Anémie

Les chlorotiques qui viennent à Vals y sont attirées à juste titre par la source Dominique. Cette eau est généralement très bien tolérée; bon nombre de chlorotiques, avec leur hyperesthésie gastrique si bizarre, la préfèrent même aux eaux alcalines gazeuses. D'autres fois cependant, pour en faciliter la digestion, il faut l'ordonner concurremment avec la Saint-Jean ou la Marie.

Le bain arsenical de Saint-Louis, par son effet tonique et sédatif, est un excellent adjuvant de la cure ; et la douche, pour combattre les symptômes nerveux habituels, ne perd jamais ses droits.

Impaludisme chronique

Mon père écrivait dans son *Traité des eaux minérales de Vals* (p. 319). « Les doses de Dominique « les plus fortes qu'il soit humainement possible « d'ingérer dans un jour, sont impuissantes à guérir « la fièvre intermittente en action, la fièvre intermit- « tente proprement dite, celle qui paraît régulièrement, « avec ses accès et ses stades arrêtés à l'avance. »

C'est aux accidents larvés, à ces phénomènes d'ordre si varié qui se rattachent cependant nettement à des accidents paludéens antérieurs, et qui revêtent eux-mêmes du reste une certaine périodicité, que s'adresse le traitement par la Dominique. C'est surtout l'anémie paludéenne, même quand elle est arrivée à un très haut degré, qui est heureusement influencée, guérie même par la Dominique. Il y a certainement, dans cette action, quelque chose de spécifique : l'anémie chez les paludéens cède plus vite et plus définitivement que l'anémie simple, chlorotique, par exemple.

C'est à l'arsenic qu'elle contient que sont dues ces propriétés de la Dominique.

Dans bien des cas divers encore, cette source aide puissamment à l'efficacité de la cure. Peu de malades, on peut le dire, quittent la Station sans en avoir fait plus ou moins usage ; ses propriétés reconstituantes sont si solidement établies, qu'on voit chaque année des habitués, vraiment fanatiques, venir lui demander un remède à leur débilitation ; neurasthéniques, anémiques de tout ordre, en deviennent les fidèles clients, rendant ainsi hommage à l'efficacité de la médication dont elle est le précieux instrument.

TABLE DES MATIÈRES

Paris. — Imprimerie Nouvelle (ass. ouv.), 11. rue Cadet. — A. Mangeot, dir. — 678-10.

9 782019 242381